ÉLOGE FUNÈBRE

DE M. L'ABBÉ

JACQUES LASNE

CURÉ DE SAINT-JOSEPH

PRONONCÉ

DANS L'ÉGLISE SAINT-JOSEPH

LE 18 MAI 1877

PAR

MONSEIGNEUR CHESNEAU

PRÉLAT DE LA MAISON DE SA SAINTETÉ, VICAIRE GÉNÉRAL

✝

ANGERS

IMPRIMERIE P. LACHÈSE, BELLEUVRE ET DOLBEAU

13, Chaussée Saint-Pierre, 13.

—

1877

ÉLOGE FUNÈBRE

DE M. L'ABBÉ

JACQUES LASNE

Le produit de la vente de ce discours sera joint au montant de la souscription ouverte à la cure de Saint-Joseph pour élever un monument sur la tombe de M. Lasne, dans l'église paroissiale.

ÉLOGE FUNÈBRE

DE M. L'ABBÉ

JACQUES LASNE

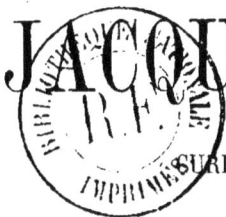

CURÉ DE SAINT-JOSEPH

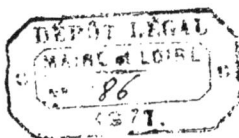

PRONONCÉ

DANS L'ÉGLISE SAINT-JOSEPH

LE 18 MAI 1877

PAR

Monseigneur CHESNEAU

PRÉLAT DE LA MAISON DE SA SAINTETÉ, VICAIRE GÉNÉRAL

†

ANGERS

IMPRIMERIE P. LACHÈSE, BELLEUVRE ET DOLBEAU
13, Chaussée Saint-Pierre, 13.

—

1877

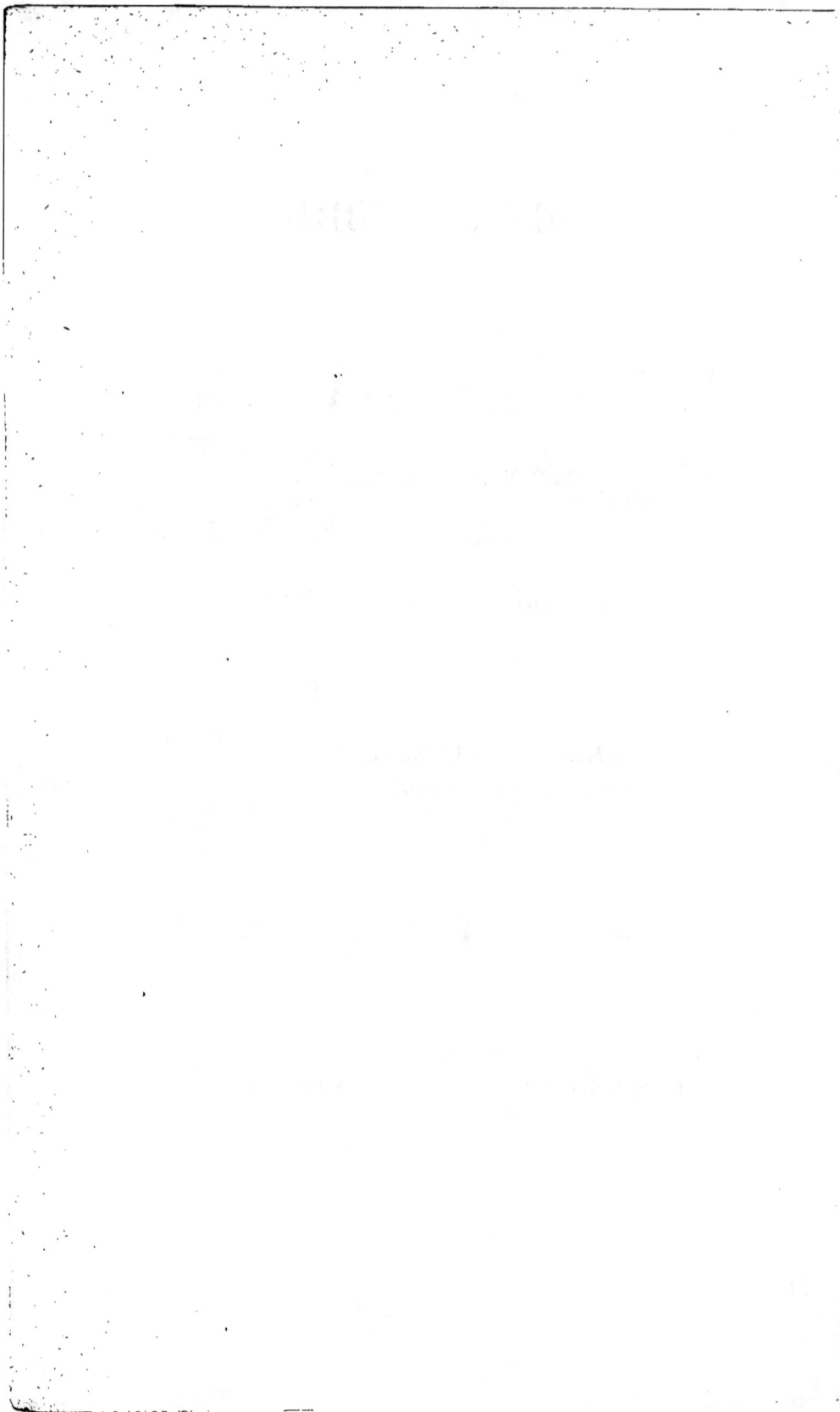

ÉLOGE FUNÈBRE

DE M. L'ABBÉ

JACQUES LASNE

Beati misericordes.
Bienheureux les miséricordieux.

MATTH., V, 7.

MES FRÈRES,

Le monde appelle bienheureux pendant la vie les hommes riches et puissants, parce qu'il suppose qu'ils trouvent le bonheur dans la grandeur ou la fortune. Après leur mort on ne parle plus de leur bonheur, on parle de gloire. Et qu'est-ce que cette gloire, sinon un vain souvenir de puissance brisée, de richesses perdues, de plaisirs passés ?

Il n'en va pas ainsi des heureux et des béatitudes de l'Évangile : celles-ci indiquent le bonheur avec la vraie gloire dès la vie présente, elles les procurent et les attestent pour la vie éternelle. *Beati.*

Appelé, en vertu de souvenirs personnels toujours chers, qui se rattachent à mes premiers pas dans la voie du ministère ecclésiastique dont notre vénéré défunt fut pendant deux ans le guide et le modèle, et qui me reportent au jour mille fois béni où je montai pour la première fois au saint autel dans votre première église paroissiale, — appelé à un honneur que je n'ai donc pu décliner, celui de me faire l'organe de la vénération et des hommages publics dus à la mémoire de notre bon Curé, je me suis senti aussitôt porté à résumer et ses mérites, et sa récompense et nos bénédictions, en lui appliquant cette grande béatitude du Sauveur : *Beati misericordes,* Bienheureux les miséricordieux.

En effet, il a été honoré, il a mérité de l'être et dans sa vie et dans sa mort, parce qu'il était miséricordieux : *Beati misericordes;* et c'est à sa miséricorde que sa mémoire devra de ne périr pas et de rester en bénédiction.

Oui, Mes Frères, c'est cette béatitude et la proclamation que nous en ferons qui me semblent le mieux retracer et honorer la mémoire de feu MONSIEUR JACQUES LASNE, *pendant quarante-deux ans Curé de cette paroisse,* à laquelle je consacre les faibles essais d'un bien insuffisant éloge.

Pour justifier le point de vue où je me place, nous aurons à rechercher d'abord brièvement d'où vient à la miséricorde entre toutes les vertus tant de puissance et de grandeur : nous considérerons ensuite comment notre Curé vénéré en a accompli toutes les œuvres; et pour achever de nous édifier, nous reconnaîtrons les sources où il en a puisé et renouvelé la force et l'onction.

I. En commençant l'éloge funèbre de votre vénéré pasteur, je n'ai pas, Mes Frères, à vous raconter longuement l'histoire de ses premières années, ni de ses premiers travaux. Il y a cependant là quelques traits à recueillir : rappelons-les rapidement.

Né à Huillé le 20 du mois d'août 1795, après les grands et terribles coups de cet orage prolongé, qui avait bouleversé l'Église en France, fermé ses temples, tué ou dispersé ses ministres, Jacques Lasne reçut les premières leçons de la prière et de la doctrine chrétienne de ses parents. La tristesse des temps, les dispositions de sa nature avaient, dès ses plus jeunes années, imprimé à son âme et à ses habitudes une réserve, une gravité qui le signalèrent aux deux prêtres qui rentrèrent les premiers dans la paroisse après le grand acte réparateur qui rendit la religion et la liberté du culte à la France, et la France à l'Église [1]. Admis bientôt à l'honneur de servir la sainte messe, il se fit constamment remarquer dans cette auguste fonction par un air de piété, par une exactitude calme et toujours ponctuelle qui ne tardèrent pas à faire présager dans ce jeune Samuel un futur ministre du Seigneur.

[1] M. Faraire, premier curé de Huillé, et M. Chevé, son aide et son successeur.

Étudié des yeux, et deviné particulièrement par une pieuse tante, qui, élevée à Paris, avait acquis une instruction solide et étendue, il reçut de celle-ci d'abord les premières connaissances de la langue française.

Témoin de ses progrès et de sa piété, une autre digne femme [1] lui fit les premières ouvertures concernant sa vocation. Ces questions furent accueillies avec un empressement enthousiaste qui contrastait avec le sérieux et le calme du jeune Lasne. Avant de donner suite à ces dispositions, la bonne tante voulut compléter sa mission auprès de son neveu et lui communiquer toute la science qu'elle possédait elle-même.

L'enfant avait donc atteint sa treizième année, quand par suite de relations locales, il fut, moyennant l'entremise de la pieuse émule de cette tante, recommandé et confié aux soins d'un très-digne prêtre, qui, au retour de l'exil, réuni à un autre confesseur de la foi, le docte M. Breton, depuis Curé de la Cathédrale, s'était associé généreusement aux travaux d'un prêtre, plus éminent encore, chargé de relever la foi dans la ville de Saumur, M. Forest.

Qui de vous, Mes Frères, n'a entendu rappeler et bénir le nom de M. l'abbé Monsallier? Combien d'entre vous ont encore présents les traits de ce grand, de ce grave visage, portant l'expression de la délicatesse, de la bienveillance et de la sainteté? Combien entendent encore les échos de cette parole dont les derniers souffles étaient, comme dans sa jeunesse, animés par

---

[1] Mⁱˡᵉ Gibert, sœur d'un marchand d'ornements d'église, autrefois fort connu et estimé à Angers.

un zèle puissant, et les inspirations dictées par une imagination vigoureuse, à peine domptée?

Saluons cette noble figure, comme celle de tous nos pères dans la foi; ne laissons pas périr leur mémoire : le culte des traditions et des aïeux est un principe de force et de dignité pour les familles et les sociétés. — M. Monsallier a mérité particulièrement ce souvenir, et votre reconnaissance, Mes Frères; outre tous les droits qu'il s'y est acquis depuis lors pendant les nombreuses années d'un ministère dévoué et fructueux, c'est à lui que vous avez dû de trouver un jour dans le jeune enfant de Huillé qu'il adopta et soutint avec une bonté si paternelle, le Curé qui devait vous diriger pendant près d'un demi-siècle.

Accueilli donc à Saumur par M. Monsallier comme par un père, le jeune Lasne suivit les cours de l'école cléricale que M. le Curé Forest avait ouverte dans son presbytère de Saint-Pierre. Préparé par de fortes études élémentaires, il fit des progrès rapides. Aussi quand les lois absolues de cette époque de despotisme et de monopole l'obligèrent à venir à Angers terminer ses humanités dans l'établissement de l'État, il s'y fit remarquer aux premiers rangs parmi les plus exercés et les plus glorieux émules, dont un grand nombre ont été et dont plusieurs demeurent l'honneur des lettres, du diocèse, de la France et de l'Église, par un goût sûr et mesuré, par l'amour de la littérature classique, puis d'une philosophie sage et raisonnée.

Ses études de théologie terminées au Séminaire, il revint à l'école cléricale de Saint-Pierre où il fut appliqué à l'enseignement. En même temps que

son activité laborieuse se porta à développer les apti-
tudes de tous ses élèves, sa fine perspicacité lui fit
bientôt discerner les plus capables, et parmi les mieux
doués, il sut préparer au diocèse le digne prêtre qui
devait succéder à M. Drouet et diriger durant plus de
trente années avec tant de sagesse et de bonté le col-
lége de Combrée, — et à l'Église, dans une de nos
colonies lointaines, un de ses Pontifes les plus re-
grettés[1].

Ordonné prêtre le 19 décembre 1819, M. Lasne fut
aussitôt attaché au ministère paroissial, et devint ainsi
à un nouveau titre le collaborateur de ce pasteur vénéré, dont l'image plane toujours par delà ses émi-
nents successeurs sur les souvenirs de la paroisse de
Saint-Pierre et de la ville de Saumur, portant l'em-
preinte d'un talent supérieur et d'une haute autorité.

Formé rapidement aux exemples de M. le Curé
Forest, M. Lasne eut bientôt à commencer l'exercice
de ces fonctions pastorales qu'il devait remplir le reste
de sa vie. Ce fut encore sous les yeux de M. Forest
qu'il fit ce nouvel apprentissage, dans la paroisse de
Saint-Lambert-des-Levées, où les dix années qu'il y
passa comme Curé, ont laissé un souvenir longtemps
attendri et qui ne s'est point effacé.

M. Lasne était prêt pour les derniers desseins de la
Providence.

Aussi quand le vénérable M. Forest mourut le 19
mars 1831, le Curé de Saint-Lambert fut-il trouvé par
le juge le plus compétent, et qui le connaissait le

----

[1] Mgr Maupoint.

mieux, digne de continuer sa tâche : Mgr Montault le nomma Curé de Saint-Pierre de Saumur. La modestie mêlée de timidité de M. Lasne s'effraya du fardeau, elle ne pouvait se résoudre à l'accepter. Après plusieurs mois d'une résistance, prolongée par quelques difficultés imprévues survenues d'autre part, il fut rendu à sa liberté. Mais à quelques années de là, il ne put se refuser à un nouveau témoignage d'estime et de bienveillance de son Évêque et de son ami. Le 1er octobre 1835, il dut accepter le titre et les fonctions de Curé de Saint-Joseph.

Maintenant, Mes Frères, le voici : il est à vous ; il est à vous jusqu'à la fin de sa vie. C'est quarante-deux ans, plus de la moitié d'une longue existence, qu'il va vous consacrer. Je l'en félicite. Je vous en félicite aussi, Mes Frères : *Beati.*

C'est le Curé de Saint-Joseph que j'avais hâte de revoir avec vous : ce n'est plus que lui que je cherche à envisager. Et pour le louer, pour le glorifier, pour vous consoler aussi, Mes Frères, je veux dire uniquement qu'il a été miséricordieux : et ce sera tout dire ; car c'est ainsi qu'il a compris et qu'il a rempli sa charge pastorale, dont la miséricorde est l'esprit propre et dont la béatitude qui y est attachée fait l'honneur et la récompense.

II. Qu'est-ce en effet, Mes Frères, que le Curé d'une paroisse ? C'est celui qui a la charge par excellence, *curam,* la charge des âmes : fonction sublime qui élève au-dessus des intérêts temporels, autant que l'esprit est au-dessus de la matière, qui a pour objet, non point l'acquisition ou le gouvernement des choses sensibles, mais le monde spirituel, et pour but l'acquisition dont le prix est supérieur à tout l'or du monde [1], celle de la sagesse, c'est-à-dire de la vérité, de la vertu et de la sainteté, fonction qui rapproche de Dieu aussi haut qu'une créature peut participer à la puissance et à l'action intime de Dieu.

Il y a plusieurs degrés dans cette participation : c'est en cela que consiste le bel ordre de la hiérarchie des charges et des pouvoirs qui fait la force et la beauté des tentes du nouvel Israël, l'Église catholique. Mais c'est au degré qui tient de plus près à la réunion, aux sociétés particulières de familles chrétiennes que l'on appelle les paroisses, c'est dans l'accomplissement de la charge du Curé, que s'exerce plus directement son action et que se manifeste plus éclatant son caractère.

Or, si le caractère par lequel Dieu se révèle plus clairement, c'est sa toute-puissance, d'autre part, suivant le langage de la sainte Église, sa puissance *se manifeste le plus intimement par l'exercice de sa miséricorde* [2]. Aussi cette miséricorde est-elle l'attribut que la sainte Écriture joigne le plus souvent au nom de Dieu : elle se complaît à le répéter, à le multiplier, à l'étendre, pour qu'il nous atteigne plus sûrement, *misericors et miserator Dominus, longanimis et multum misericors* [3] : l'Église et l'école voient en elle le *propre de Dieu* [4].

[1] Prov., III, 13, 14, 15.
[2] Xᵉ dim. apr. Pent., oraison : *Deus qui omnipotentiam tuam parcendo maxime et miserando manifestas.*
[3] Ps. CII, 8.
[4] S. S. Th., 2ª. 2ᵃᵉ. qu. 30, a. 4. — Oraison des Litanies.

L'Incarnation même du Fils de Dieu, sa venue parmi nous, l'assomption de la nature qu'il a prise ont pour but la miséricorde : *Debuit per omnia fratribus similari, ut misericors fieret* [1].

Or, la charge d'âmes n'est qu'une participation à la puissance du Dieu Créateur et recteur des âmes, et une continuation, une application de la mission du divin Sauveur, souverain et unique pasteur des âmes. C'est donc aux apôtres et aux ministres placés le plus près de lui sur la sainte montagne qu'il adresse cette leçon, qu'il impose ce caractère : *estote misericordes, sicut et Pater vester misericors est* [2], soyez miséricordieux comme votre Père céleste est miséricordieux.

Bienheureux donc, répéterai-je maintenant, certain que vous comprendrez mieux l'application de cet éloge et de cette béatitude à notre cher Curé : Bienheureux les miséricordieux.

Parcourant désormais les œuvres de miséricorde que ce vénéré défunt a accomplies, nous aurons, Mes Frères, fait l'éloge complet de son ministère pastoral parmi vous.

III. La théologie catholique distingue deux sortes d'œuvres de miséricorde, et en fait une énumération détaillée : les unes ont le corps pour objet direct, les autres vont atteindre l'âme ; toutes sont bien les œuvres propres du bon Curé, le corps et l'âme de sa vie tout entière.

[1] Hebr., II, 17.
[2] Luc, VI, 36.

Visiter les malades, et ceux que l'infirmité retient
captifs ; nourrir ceux qui ont faim et soif, secourir ceux
qui sont en lutte avec les adversités des affaires ; couvrir ceux qui n'ont pas de vêtement; procurer un abri
à ceux qui n'en ont pas ou qui sont menacés d'en être
chassés; rendre les derniers devoirs aux morts [1] :
n'est-ce pas là la vie extérieure du bon Curé? et n'y
retrouvez-vous pas sensibles, éclatants, Mes Frères, les
traits de la vie de M. Lasne ? Nous sommes dispensés
de chercher, et de faire nul effort pour les repro-
duire.

Le voilà bien, c'est lui. Le voyez-vous aux premiers
moments que lui laisse le ministère de l'église? Il a
à peine pris son premier repas, de nombreux solli-
citeurs l'attendent; il paraît, ils l'entourent, ou ils attendent timidement qu'il vienne à eux. Et alors com-
mence le cours de cette miséricorde intarissable vers
toutes les misères qui s'offrent à soulager : à l'un c'est
le bouillon du malade ; à l'autre le pain du vieillard,
de l'infirme, de l'enfant; le bois de la mansarde, la
couverture pour l'hiver ; l'habillement contre le froid
ou pour les fêtes de la petite famille. Il ne s'arrête que
quand il a sinon satisfait toutes les demandes, du
moins subvenu à tous les besoins.

Se reposera-t-il alors, jouissant en paix du fruit de
ses œuvres de charité dans le Seigneur? Non, il n'estime pas avoir rien fait tant qu'il n'a pas, comme le
bon Pasteur, atteint les brebis les plus éloignées et
les plus endolories du bercail. Il a hâte de se mettre

[1] *Visito, poto, cibo, redimo, tego, colligo, condo.*

en marche. La main armée d'un appui, quand l'âge est venu le rendre nécessaire, il va, il va toujours : s'il se lasse, qu'importe ? il aura fait son œuvre de Curé : les heures se sont écoulées, mais il a visité ceux que l'infirmité a empêchés de venir le trouver, des pauvres plus que des riches, et les riches plus encore en faveur des pauvres que pour eux-mêmes. Pendant près de 40 ans un nombre considérable de ses paroissiens est éloigné à de grandes distances du foyer de la famille paroissiale, ce bon père n'en oublie et n'en méconnaît aucun. Qu'ils soient malades, infirmes ou dans le besoin, il ne laissera à aucun de ses collaborateurs souvent jeunes et alertes, tous prêts à le seconder et désireux de le faire, le soin et la peine de les aller voir et de les secourir.

Dans ces dernières années, quand les forces dont il était largement doué et que doublaient son énergie et sa charité lui firent défaut, quand il ne pouvait que se traîner péniblement, d'où venait-il ce bon Curé de Saint-Joseph ? Vous le deviniez à coup sûr, il y avait quelque part par là une âme en peine ou un malheur dont il ne pouvait dégager sa responsabilité ni désintéresser son cœur.

La mort même ne le laissait pas quitte envers ceux qu'il avait soulagés, et sa sollicitude les suivait jusqu'au tombeau. Lorsqu'il semblait le plus absolument devoir s'exempter de cette fatigue, il réclama particulièrement sa part dans le ministère qui s'applique aux défunts, et il eut à cœur de leur rendre les derniers devoirs jusqu'au lieu du dernier repos.

Toutes les œuvres extérieures de miséricorde, le

bon Curé de Saint-Joseph les a donc accomplies : et avec quelle fidélité, avec quelle abnégation, quelle persévérance ! Pendant 42 ans il ne s'est pas démenti ni ralenti un seul jour de ces devoirs. Ne cherchant à connaître que ses malades et ses pauvres, il ne s'est préoccupé en rien de son bien-être, il n'a jamais compté ses pas et ses démarches pour les autres, ne s'est complu en rien de ce qui lui était personnel, ne prenant ni repos ni distraction, ne s'éloignant jamais, gardant constamment la plus exacte résidence, afin d'être toujours et plus promptement à la disposition de tous et de se donner tout entier à chacun, se contentant pendant dix ans d'un logement moins que modeste, se dépensant ainsi sans réserve et dépensant toutes ses ressources, celles même qu'il avait pu recueillir de sa famille jusqu'à laisser à peine à sa mort de quoi remplir les plus faibles et légitimes engagements, de quoi couvrir les dettes les plus ordinaires.

Voilà bien celui que le monde appelait le bon Curé, celui que nous louons mieux encore en lui appliquant l'éloge et la béatitude proclamés par l'Évangile à l'honneur de ceux qui font miséricorde : *Beati misericordes.*

IV. Mes Frères, le pain ni la chair ne sont toute la nourriture, ni le corps n'est tout l'homme, ni la miséricorde corporelle n'est toute la charité, toute la vertu. Il y a une plus précieuse charité, une plus riche miséricorde, c'est celle qui s'exerce envers les âmes ; et en voici les œuvres.

Ainsi c'est elle qui instruit le prochain lorsqu'il

ignore; qui lui donne ses conseils quand il doute; elle le relève de ses fautes, le console dans ses chagrins, lui pardonne toute injure, supporte patiemment ses défauts, et prie pour lui [1].

Telle est la miséricorde qui convient à tout chrétien. Mais si tout fidèle est obligé dans une certaine mesure à en accomplir les œuvres, si ces œuvres donnent à la charité sa plénitude et sa vraie perfection, si elles grandissent l'âme devant Dieu plus que tous les soins, les sacrifices et les dévouements qui s'adressent aux corps souffrants, à la vie matérielle de nos frères, combien le Pasteur doit-il s'en pénétrer davantage? Combien sa charité doit-elle s'élever et s'étendre dans le commerce des âmes ? et quelle dignité, quel honneur, quels mérites sa vie n'en reçoit-elle pas devant Dieu et aux yeux de la foi?

Sans doute, le faîte de l'honneur pour le prêtre, c'est le pouvoir qu'il a sur le corps et l'âme de Notre-Seigneur Jésus-Christ, le faisant d'un mot descendre de son *siège royal du ciel* entre ses mains sur l'autel; pouvoir qui élève à une hauteur sublime la *substance de notre fragilité* comme parle l'Église en ces jours *et la rend* en quelque façon *participante de la divinité* même [2]. Mais après ce pouvoir, effrayant s'il n'était donné et exercé par l'amour, quel autre pouvoir aussi grand que celui d'éclairer, d'instruire les âmes et de leur pardonner au nom de Dieu? N'est-ce pas encore leur communiquer Jésus-Christ, lumière et grâce, Verbe de vérité et de vie?

[1] *Consule, carpe, doce, solare, remitte, fer, ora.*
[2] Messe de l'Ascension. *Communicantes.*

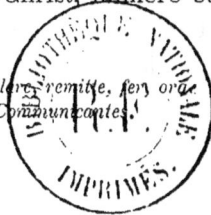

Or, Mes Frères, ce sont là les œuvres principales de
la charité, de la miséricorde spirituelle du prêtre ; et
particulièrement les œuvres quotidiennes du Curé dans
une paroisse ne sont pas autres. A quoi en effet dé-
pense-t-il les plus longues heures de chaque jour et
consacre-t-il ses veilles, si ce n'est précisément à instruire, à exhorter, à consoler, et à pardonner? Vous
l'avez vu, Mes Frères, avec profit pour vous-mêmes
dans la vie entière et tout le ministère pastoral de
M. Lasne. Instruire, c'était sa première sollicitude, le
premier devoir qu'il se voyait imposé par sa chargo à
l'égard de l'enfance : d'une part, il ne s'exempta jamais
de faire lui-même le catéchisme, et de l'autre il ne
crut avoir satisfait à ses obligations et soulagé sa conscience que quand il eut procuré aux chers enfants de
sa paroisse les bienfaits d'une éducation chrétienne
dans des écoles pieusement dirigées, qui, nous le ver-
rons, furent jusqu'à la fin l'objet de ses plus vives sol-
licitudes.

Prêcher, il n'y manqua jamais, quoique, comme il
l'a avoué lui-même à un âge déjà avancé, effrayé des
périls de la parole publique, qui causaient à l'avance
quelques troubles à saint Augustin lui-même, il fût resté
disposé à ne jamais monter en chaire, s'il n'avait vu dans
cet office apostolique un office propre de sa charge pastorale ; et il avait un tel sentiment de ce devoir, que quand
il crut ne plus pouvoir se confier à sa mémoire ni aux inspirations spontanées de sa vieille expérience, il se con-
damna au labeur d'une composition entièrement écrite
et préféra vous en donner simplement la lecture
plutôt que de garder le silence. Prêchant ainsi pour

Dieu, par sentiment de miséricorde à l'égard de ceux à qui il était envoyé et préposé, ne parlant qu'après avoir prié, il portait toutefois en chaire ce qui, suivant le grand docteur d'Hippone, constitue principalement l'éloquence chrétienne, c'est-à-dire la vraie sagesse [1], et il réalisait le triple but que l'orateur ancien propose à l'art oratoire : se faire comprendre, se faire agréer, se faire obéir, — *intelligenter, libenter, obedienter* [2].

Mais il est un ministère, un acte de miséricorde plus intime et plus efficace, dont les âmes ont encore plus souvent besoin, c'est celui du pardon.

Bonté ineffable de Dieu, qui, après l'Incarnation, après la Rédemption, après le Baptême, nous laissant comme principe de combat, de victoires et de vertus la faiblesse et la concupiscence, ne nous a pas laissés sans grâces et sans pardon ! Et ce n'est pas aux Anges, aux Principautés, aux Vertus des Cieux qu'il nous envoie demander force, relèvement et pureté : non, saint Chrysostôme le remarque avec admiration et reconnaissance, c'est à des hommes ; il leur donne donc non-seulement le pouvoir de régénérer, mais aussi celui de pardonner les péchés [3]. Où est-il cet homme qui tient les clefs du ciel que je me suis fermé de nouveau et dont la *sentence* favorable *précédera*, dictera *celle de Dieu* même [4], que j'aille lui crier grâce et implorer sa merci. Je lui dirai : Mon Père, j'ai péché;

---

[1] S. Aug., *de Doctrina christiana*, c. v.
[2] Cicero, *de Oratore*; S. Aug., *de Doctrina christiana*, c. xv, xxvi.
[3] *De Sacerdotio*, iii, 6.
[4] S. Bern., *Serm. 1, de S. Petro.*

je lui dirai, comme la Samaritaine, tout ce que j'ai fait,
et je resterai à ses pieds jusqu'à ce qu'il me dise :
Allez en paix !

Le voici, Mes Frères, ce tribunal de la miséricorde !
Le monde n'a que des tribunaux de sang et de justice que redoute l'innocence même : ici, l'on se confie
sans crainte, sûr qu'on ne s'humiliera que pour être
relevé, qu'on ne s'accusera que pour être absous. S'il
y a peine et douleur, elle sera adoucie, partagée par le
juge lui-même ; loin de la repousser, celui-ci la réclame,
comme aussi s'il y a consolation et joie en Dieu, comme
il en prend sa part !

Voilà, Mes Frères, tout le secret et l'esprit de la
puissance sacerdotale, le secret de la force du Curé
dans une paroisse, le dernier et le plus parfait acte
de sa charité ; au nom de Dieu, il purifie, il console, il
pardonne ! Vous étonnerez-vous, Mes Frères, de cette
assiduité, de cette persévérance avec lesquelles votre
bon Curé s'adonna constamment à ce grand ministère ?
Sa miséricorde pour les âmes lui faisait oublier les
fatigues, écarter les ennuis ; il ne rebutait personne,
il accueillait tout le monde, enfants, vieillards, pauvres,
riches ; tous devenaient au même titre, celui du péché ou
du malheur, les enfants de sa miséricorde paternelle.

Et nous ne nous étonnerons pas de ces regrets plus
sensibles de la part de ceux d'entre vous, Mes Frères,
qui lui avaient confié le dépôt de leur conscience et la
direction de leur vie. Que de bons conseils reçus,
quelles lumières ! quels avis sages, simples, droits,
pratiques ! quelles inspirations de foi, de piété, de
dévotion, d'amour de Dieu ! quelle force suggérée

pour tous les devoirs de la vie, de la vie de famille, de la vie de travail, de la vie de société, de la vie dans le monde, de la vie en Dieu! quelle mesure et quelle fermeté pour rechercher et exécuter les desseins particuliers de Dieu dans les vocations spéciales! plusieurs en ont fait l'heureuse expérience après diverses poursuites, et des résistances, des hésitations prolongées! En regard des infortunes de l'âme, des malheurs de famille, des chagrins de la vie, quelle délicate bienveillance, quelle compassion infatigable, quel accent simple et pénétrant, surnaturel et fortifiant! *Dieu*, nous disait ces derniers jours une âme grandement éprouvée, *Dieu lui avait donné le don de la consolation*. Ce don, cette puissance rayonnait dans sa personne, même hors du saint tribunal : elle lui ouvrait toutes les portes derrière lesquelles se cachait parfois, avec la maladie des corps, la souffrance des âmes mal à l'aise avec Dieu et avec elles-mêmes, et lui communiquait une force qui le dispensait de précautions vulgaires, de formules banales, lui livrait sans hésitation l'accès des cœurs, et les soumit irrésistiblement et sans exception, à l'action réparatrice et consolante de la grâce de Dieu et de son ministre.

Heureuse paroisse, qui a été instruite, dirigée, consolée, sanctifiée par un tel Curé ! Heureux Curé, qui a accompli avec tant de fruit toutes les œuvres de la miséricorde ! — *Beati misericordes !*

V. Mais nous n'aurions pas compris la charité et ses œuvres envers le prochain, le ministère pastoral et la

portée sociale, efficacement bienfaisante de ses plus
obscures et de ses plus délicates fonctions : Mes Frères,
vous ne connaîtriez point ou je ne vous aurais pas
représenté fidèlement votre vénéré pasteur, M. Lasne,
si nous ne remontions à la source de sa miséricorde,
si nous n'en découvrions les premiers affluents.

Quelques mots encore, Mes Frères : ils seront utiles
à notre consolation et à notre profit spirituel; je m'ef-
forcerai d'être court.

« S'il n'est point d'amour de Dieu sans l'amour du
« prochain, l'amour des hommes, quand il ne se rat-
« tache pas à l'amour du Créateur et du Rédempteur,
« n'est aussi lui-même qu'une déception [1]. »

La charité n'a donc pas son origine, son point de
départ ici-bas, dans l'homme, dans le seul instinct de
l'âme droite et du cœur honnête; elle a sa source en
Dieu, et par l'Esprit d'amour, comme la vérité et la
lumière par le Verbe, elle descend du Père céleste [2].

Personne n'aime comme les saints : or, que le
monde ne s'y méprenne pas ; suivant la fine remarque
d'une âme délicate, « les saints ne vont pas à aimer
« Dieu à force de n'aimer personne, mais à aimer tout
« le monde plus qu'eux-mêmes, à force d'aimer Dieu
« plus que tout [3]. »

Or, où l'âme prend-elle la force de cet élan géné-
reux vers Dieu? Le Psalmiste l'a dit : c'est dans *la
prière que s'allume le feu* sacré de l'amour [4]. Quel en

[1] D. Guéranger, *Ann. liturg.*, 8 mars.
[2] Jacob., I, 17.
[3] L'abbé Perreyve.
[4] Ps. XXXVIII, 4.

est le lieu favorable? la *maison de Dieu*, qui doit aussi être appelée la *maison de la prière*, sous toute loi, dans l'un et l'autre Testament [1]. Et quel sera l'effet spécial, immédiat de cette chaleur dont l'atmophère divine pénètre les âmes? la dévotion sous l'une ou l'autre de ses formes variées, mais toujours dans les objets les plus saints qui tiennent de plus près à Dieu même. Ainsi, prière, méditation, amour, culte du lieu saint, dévotion, vous le voyez, Mes Frères, tout s'enchaîne.

Vous ne demanderez plus pourquoi ces oraisons si prolongées, ces soupirs si répétés de notre bon Curé, ces heures sans fin passées dans le sanctuaire. Il s'entretenait avec Dieu de vos besoins, il appelait la miséricorde sur les âmes repentantes ou souffrantes, il intercédait, il remplissait l'office du *Prophète de Dieu*, *qui prie beaucoup pour son peuple* [2], oui, sans doute : mieux encore, il s'exerçait, il se livrait à l'amour de son Dieu, et, par l'amour de Dieu, il s'élevait à vous aimer chaque jour davantage.

Comment ensuite ne pas le louer de son zèle pour la maison de Dieu? Si nous pouvions l'oublier, ces pierres, ce monument se dressent devant nous comme un public et éclatant témoignage. Le premier souci de M. Lasne, en prenant en mains l'administration de la paroisse de Saint-Joseph, fut de trouver le lieu du repos et de l'établissement pour l'arche sainte abritée jusque-là dans un édifice trop restreint. Sans retard, il met l'entreprise en marche : il n'y épargne ni temps ni peine. Il fait appel aux petits et aux

[1] Isa., XXXVI, 7; Matth., XXI, 13.
[2] Matth., XV, 14.

grands; il s'épuise lui-même, et confiant dans l'avenir, confiant dans la sagesse et la justice publiques, dans la religion de tous, secondé par des conseillers dévoués, il élève et couronne ce monument qui suffira à garder son nom dans la postérité. Vous vous souvenez, Mes Frères, de ses paroles émues lorsque la première pierre en fut bénite, et de sa joie triomphante le jour où il célébra le premier office paroissial devant sa paroisse enfin réunie.

Il avait fait une grande œuvre, il l'aimait; il l'aimait comme la maison de son Dieu, comme la maison de ses enfants spirituels, comme la maison de la prière. Et il ne cessa jusqu'à la fin de travailler à la peupler, à l'enrichir, à l'embellir : cette vie, ces ornements de son église pour lui, c'étaient les âmes, les âmes qu'il voulait faire plus larges encore en générosité chrétienne, que cette vaste nef, plus parées, plus riches que l'autel, plus brillantes de lumières que ces verrières, plus élevées que ces tours qui s'achèvent et portent au ciel comme un dernier élan de sa foi.

Les âmes, Mes Frères, sont, suivant le mot expressif de l'Apôtre, l'*architecture de Dieu, Dei œdificatio estis*[1]; le Curé en est le maître-ouvrier, et l'atelier, c'est l'église.

Le bon Curé de Saint-Joseph n'est donc pas oisif quand il y prolonge son séjour et ses veilles. La prière, c'est son œuvre; il la poursuivra jusqu'à ce que la mort vienne l'y surprendre par ses premières approches et l'arrêter par ses rapides atteintes : il en recevra le juste salaire.

[1] I Cor., III, 9.

VI. Toutefois, avant de lui en faire goûter les fruits par la récompense céleste qu'il se préparait, Dieu avait voulu lui en présenter, pour qu'il en jouît dès ici-bas, la douceur et les charmes.

La douceur, le parfum, les charmes de la prière sont dans la dévotion. Sous l'inspiration de l'Esprit-Saint et la direction de l'Église, l'objet peut en être varié suivant les dispositions et les besoins des esprits et des temps. En est-il une à la fois plus simple, plus populaire, plus étendue, plus forte et efficace, plus douce et suave que celle qui s'adresse à la Très-Sainte Vierge Marie, mère de Dieu, sous le nom emprunté à la reine des fleurs ?

Je ne puis, Mes Frères, en dire ici les raisons : il faudrait trop prolonger ce discours.

Du moins, votre vénéré pasteur les avait comprises, et c'était sa plus grande consolation que de les voir si bien appréciées autour de lui.

Un jour, comme cette année, un digne enfant de Saint-Dominique lui apporta le concours de son talent et de sa piété pour faire honorer Marie dans le mois qu'une dévotion filiale lui a spécialement consacré. Le jeune et saint Religieux parla avec son cœur, sans compter ses forces qui y défaillirent, et la flamme sacrée parcourut tous les rangs portant partout le zèle de la piété, et comme un incendie de dévotion envers la Très-Sainte Vierge, la grande œuvre du *Rosaire perpétuel* était fondée ; l'église de Saint-Joseph en devenait le centre et le foyer, et son Curé vénéré, à l'exemple du saint patriarche de Nazareth, le nourricier, le protecteur et l'appui. Et, dès ce moment, quelles joies pour le pasteur et le troupeau! quels chants pieux! quelles réunions saintes! Comme personne ne s'en lasse! comme le bon Curé en est heureux! comme il est heureux de monter chaque soir les degrés de cette chaire, quelques fatigues que les années y aient attachées, pour réciter à haute voix les dizaines du saint Rosaire et en proclamer les mystères! Comme il est heureux, plus visiblement encore, quand il tient et porte entre ses mains l'image bénie de la Mère de Dieu dont il est fier d'être le chevalier et joyeux d'être l'enfant! de pieuses âmes gardent dans leur cœur l'image de ce tableau, qui les a touchées. Votre œuvre vivra, Vénéré Pasteur : elle vivra pour la consolation des fidèles, pour le salut des pécheurs et le profit de l'Église entière; et votre mémoire, associée à celle du pieux Frère Marie-Augustin, y trouvera le titre de la reconnaissance la plus fidèle et peut-être la plus persévérante.

Oui, votre nom sera béni, parce que vous avez aimé Marie, parce que vous avez fait aimer Marie, la *Mère des miséricordes*, et par elle multiplié sur votre paroisse, étendu sur cette cité entière les miséricordes mêmes de Dieu. — *Beati misericordes*.

Bienheureux les miséricordieux, *quoniam ipsi misericordiam consequentur*, parce qu'ils obtiendront miséricorde, le Sauveur l'a dit, il l'a promis.

Auriez-vous donc eu, vous aussi, besoin de miséricorde, ô Prêtre vénéré, zélé et saint pasteur, vous qu'hier un ami « intimement lié avec vous pendant

« plus de soixante ans, » l'Éminent Prélat, le Prince
de l'Eglise, qui avait pu apprécier, comme il l'a dit,
« votre piété profonde, votre dévouement à l'Église,
« votre prudence et votre zèle dans l'exercice de votre
« ministère , » a déclaré un *prêtre modèle* [1]. Du
moins, Dieu est juste : vous avez été miséricordieux
pour les autres, il a été miséricordieux pour vous. Et
c'est dans la mort et c'est par Marie que vous en avez
reçu les premiers gages, préludes des miséricordes
éternelles.

VII. Dieu avait commencé par envoyer son ange à
l'avance, et Marie son serviteur dévoué. Il y avait à
verser les dernières largesses de la miséricorde. Le bon
Curé va mourir. Uni depuis quinze ans par l'affection
et les liens religieux du tiers-ordre à la famille de
Saint-Dominique, il verra à son chevet, pour recueillir
son dernier soupir, au milieu de sa maison éplorée,
un ami, un frère, un père, l'apôtre du Saint-Rosaire.
En toute occasion, il aimait à recourir pour le bien de
sa chère paroisse, au talent et au zèle des enfants de
son saint patriarche ; il venait d'appeler l'un d'eux pour
prêcher et diriger les exercices du Mois de Marie :
c'est par les mains de celui-ci, l'un des plus désirés,
des plus aimés [2], qu'il recevra la dernière bénédiction
de son saint Ordre.

---

[1] Lettre de S. Em. le Card. Archev. de Cambray à MM. les Vic. de
Saint-Joseph, 9 mai 1877.
[2] Le R. P. Matthieu.

Les jours restent courts, les heures sont comptées. Une première fatigue l'a empêché le mardi de la dernière semaine [1] de monter au saint autel : il n'en passe pas moins plusieurs heures de la matinée à ce prie-Dieu du sanctuaire, où vous reverrez longtemps, Mes Frères, l'image de ces longues et profondes adorations. Saisi d'un refroidissement, il est obligé de se condamner au repos absolu, et de renoncer même, malgré ses instances et ses regrets, à cette grande prière qui est la grande consolation et un des premiers devoirs du prêtre : l'Office divin, le Bréviaire, que saint Benoît appelle l'œuvre de Dieu, *Opus Dei* [2]. Le jeudi, dès avant l'aurore, on se hâte, la crise s'est aggravée. Du grand séminaire accourt le zélé directeur de sa conscience, et bientôt, de ses mains, le bon Curé reçoit le saint Viatique et l'Extrême-Onction des mourants.

Vous ne pouviez, Mes Frères, assister à cette scène si simple, si grave, si touchante, vous n'avez pu voir ce visage calme et recueilli, cette étole passée au cou comme au jour des fonctions solennelles, ces mains tantôt étendues sur le blanc surplis, tantôt soulevant son corps épuisé, ou accentuant ses dernières paroles. Ces paroles, vous n'avez pu les entendre : laissez-moi vous les redire telles que les a recueillies l'ami providentiel et fidèle; qu'elles retentissent dans cette église, qu'elles remplissent la paroisse entière.

D'une voix douce, ferme, quoique entrecoupée, il dit : « Je remercie Dieu de mon sacerdoce, et je prie les

[1] 1er mai.
[2] S. Benoît, *Regul.*, c. XXII.

« prêtres ici présents de le remercier pour moi mieux
« que je ne l'ai fait...

« Je demande pardon de toutes les peines que j'ai
« pu causer sans le savoir et sans le vouloir, comme
« je pardonne toutes celles que l'on a pu me faire... »

Puis apercevant quelques personnes de sa paroisse
jointes à sa famille et aux prêtres de sa maison, il
ajoute : « Je vois ici un résumé de ma paroisse. Je
« leur dirai que j'aurais voulu demeurer, si le bon
« Dieu l'avait permis, et travailler encore pour ache-
« ver les œuvres que j'ai commencées... Il y a encore
« bien des œuvres à faire dans une paroisse aussi con-
« sidérable..... Mon successeur les fera..... Quand il
« en parlera à mes paroissiens, il faudra qu'ils pensent
« que c'est moi qui leur en parle..... »

Touchants adieux ! précieuses recommandations !

Le temps presse. Avant la soirée, le Père, le Frère
en Saint-Dominique, offre au mourant les dernières
faveurs du saint Ordre. « Oui, vite et en peu de mots »,
répond le vénéré Curé. Puis il reçoit les bénédictions
et absolutions du Saint-Rosaire ; le cierge bénit est
placé et tenu entre ses mains, l'indulgence du Mont-
Carmel lui est appliquée. Puis bientôt, doucement,
lentement, sans effort, il s'éteint comme la lampe du
sanctuaire dont l'huile s'est consumée dans le lieu
saint.

A ce spectacle je m'écrie, Mes Frères, *moriatur
anima mea morte justorum et fiant novissima mea ho-
rum similia ; que mon âme meure de la mort des justes
et que ma fin ressemble à celle-ci* [1].

---

[1] Num., XXIII, 10.

VIII. Pourrai-je, Mes Frères, ajouter un seul mot ? mais je ne puis plutôt me soustraire au devoir de le prononcer, ni vous à celui de l'entendre.

Du reste, ce n'est plus moi qui parlerai, c'est une dernière fois votre vénéré Père : voici ses paroles d'outre-tombe, c'est son testament. Écoutez.

« Je meurs dans la foi de la Sainte Église Catho-
« lique, Apostolique et Romaine, dont je désire ardem-
« ment l'exaltation et le triomphe. Sentant le besoin
« que Dieu me pardonne mes fautes innombrables, je
« pardonne de bon cœur les offenses qui ont pu m'être
« faites. Jo remercie ma chère paroisse de sa chari-
« table sympathie pour moi et du bien qu'elle m'a aidé
« à faire, si j'en ai fait quelque peu. Je la conjure de
« demeurer toujours unie au Pape et au Saint-Siége,
« de soutenir les œuvres pieuses et principalement les
« écoles de la paroisse..... »

Vous l'avez entendu, Mes Frères : *défunt il vous parle encore* [1].

Une autre consolation vous est donnée. Par une faveur dont vous serez reconnaissants, ses restes mortels sont aujourd'hui rendus à votre piété filiale : ils vont reposer près de l'autel de votre saint Patron qu'il aimait tant à honorer.

Là vos esprits, vos cœurs le verront, l'entendront

[1] Hebr., XI, 4.

encore. Mais pour consacrer cette nouvelle union du troupeau et du Pasteur, paroisse de Saint-Joseph, soyez donc toujours ce qu'il vous a faite ; gardez les traditions de foi, de piété, de charité déjà établies; tenez toujours éloigné de votre sein l'élément infidèle et corrupteur; aspirez aux progrès, aux perfections que votre bon Curé vous suggérera de sa tombe. Par là, Mes Frères, vous vous assurerez pour vous-mêmes les miséricordes suprêmes et éternelles, promises à ceux qui auront été miséricordieux comme lui.

Beati misericordes, quoniam ipsi misericordiam consequentur.

Ainsi soit-il !

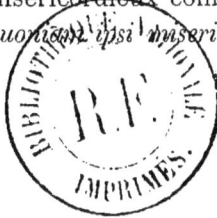

www.ingramcontent.com/pod-product-compliance
Lightning Source LLC
Chambersburg PA
CBHW031417220326
41520CB00057B/4635